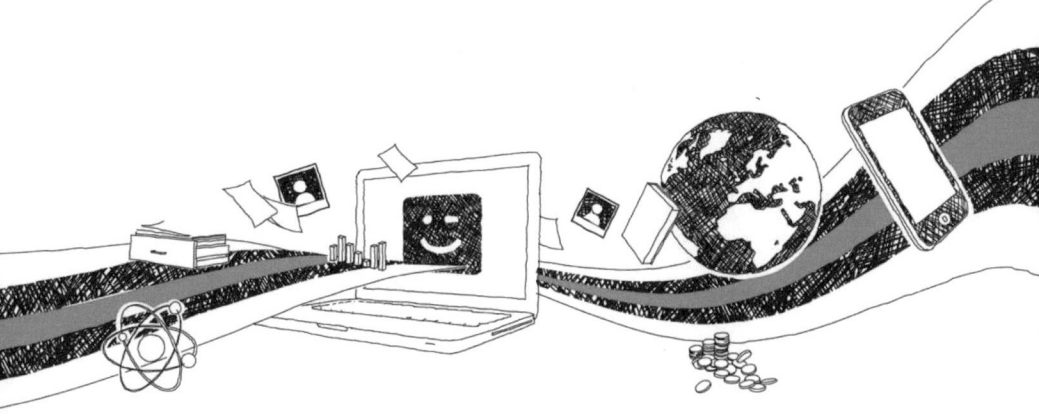
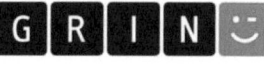

# Gewichtsmanagement II. Durchführung einer Ernährungsberatung unter Einbezug des SORKC-Schemas

**Bibliografische Information der Deutschen Nationalbibliothek:**

Die Deutsche Nationalbibliothek verzeichnet diese Publikation in der Deutschen Nationalbibliografie; detaillierte bibliografische Daten sind im Internet über http://dnb.d-nb.de abrufbar.

ISBN: 9783389034651
Dieses Buch ist auch als E-Book erhältlich.

Druck und Bindung: Books on Demand GmbH, Norderstedt Germany
Gedruckt auf säurefreiem Papier aus verantwortungsvollen Quellen

Das vorliegende Werk wurde sorgfältig erarbeitet. Dennoch übernehmen Autoren und Verlag für die Richtigkeit von Angaben, Hinweisen, Links und Ratschlägen sowie eventuelle Druckfehler keine Haftung.

Das Buch bei GRIN: https://www.grin.com/document/1477817

# Hausarbeit

| Name, Vorname | |
|---|---|
| Matrikelnummer | |
| Studiengang | M.A. Prävention und Gesundheitsmanagement |
| Studienmodul | Gewichtsmanagement II |
| Termin Lehrveranstaltung (siehe Ergebnisdokumentation) | |
| Aufgabe | Durchführung einer Ernährungsberatung unter Einbezug des SORKC-Schemas |

# Inhaltsverzeichnis

# 1  Einleitung

## 1.1  Personenbeschreibung

Bei dem fiktiven Patienten, fortan als Herr Müller bezeichnet, handelt es sich um einen 54-jährigen Mann mit einer Körpergröße von 172 cm und einem Gewicht von 114 kg. Daraus errechnet sich ein BMI von 38,5, was einem Adipositas Grad II entspricht (Deutsche Adipositas Gesellschaft, o.D.).

Er lebt in einem Einzelhaushalt. Seine Mutter, um die er sich kümmert, lebt in einer separaten Wohnung im gleichen Haus. Er hat keinen Lebenspartner und keine Kinder. Er ist promovierter Informatiker und arbeitet Vollzeit am Max-Planck-Institut als Leiter im IT- und Softwaremanagement. Sein Job geht mit viel Zeitdruck und Mehrarbeit einher und häufig kommt es zu Außendiensttätigkeiten.

Herr Müller ist Nichtraucher und trinkt nur selten Alkohol. Miktion und Stuhlgang sind normal. Es bestehen keine bekannten Allergien. Er hat einen Diabetes Mellitus Typ 2, Erstdiagnose 2016. Im aktuellen Laborbefund beträgt der HbA1c 8.3% und die Glucose 211 mg/dl, was beides erhöhte Werte sind. Zur medikamentösen Behandlung des Diabetes nimmt Herr Müller Metformin ein. Die Blutfettwerte sind im Normbereich.

Bei Herr Müller besteht außerdem eine Hypertonie. Der bei der Erstberatung gemessene Blutdruck beträgt 155/105 mmHg mit einem Puls von 96/min. Zur medikamentösen Behandlung der Hypertonie nimmt er Amlodipin und Candaxiro ein.

Herr Müller arbeitet sehr gerne in seinem Beruf und sagt, dass er es nicht schlimm findet Mehrarbeit zu leisten. Zuhause liest er gerne oder schaut Fernsehen. Am Wochenende treffe er sich auch gerne mit Freunden, um verschiedene Sportereignisse gemeinsam anzuschauen. Unter der Woche bleibt er lieber für sich und kümmert sich nebenbei um seine Mutter.

Er koche nur selten, denn Mittagessen bekomme er auf der Arbeit und abends esse er meist nur kalt. Herr Müller sagt von sich, dass er sich im Alltag nur wenig bewegt und keinen Sport macht. Als Jugendlicher habe er einmal die Woche im Verein Tennis gespielt. Während seines Studiums und im Berufsleben habe er dann andere Prioritäten gesetzt und keine Zeit mehr für Sport gehabt.

## 1.2 Ausgangssituation

Herr Müller hatte vor drei Monaten eine akute Ponsischämie links und wurde für eine Woche stationär im Krankenhaus behandelt. Im Anschluss an den Krankenhausaufenthalt hat er eine stationäre Rehabilitation in den Kliniken Schmider in Konstanz absolviert. Dort wurde ihm zu einer Lifestyle Modifikation zur Sekundärprophylaxe geraten. Herr Müller hat sich den Rat zu Herzen genommen und möchte nun eine Beratung zur Gewichtsreduktion in Anspruch nehmen. Er habe Angst einen erneuten Schlaganfall zu bekommen und möchte sich daher mehr bewegen und gesünder ernähren. Er sagt aber auch von sich, dass es ihm schwer falle sich selbst zu motivieren und bezeichnet sich als gemütlichen Menschen. Als weitere Motivation gibt er an, dass er sich weiterhin um seine Mutter kümmern möchte und außerdem mache ihm sein Beruf Spaß und er möchte daher arbeitsfähig bleiben.

Er sieht eine große Herausforderung in der Umstellung seiner Ernährung, da er auf der Arbeit in der Kantine isst und es dort nur wenig Auswahl gebe. Da er morgens und abends von der Arbeit erschöpft ist, möchte er nicht viel Zeit in Kochen oder Vorbereitung von Essen investieren. Er weiß von sich selbst, dass er in seiner Freizeit dazu neigt viel zu ‚snacken‘, statt richtige Mahlzeiten zu verzehren. Er merkt dabei häufig nicht, wie viel er gegessen hat. Zudem hat er eine Schwäche für Softdrinks. Ihm ist bewusst, dass diese nicht gesund sind, aber Wasser schmecke ihm nicht gut und Softdrinks würden ihm helfen sich zu konzentrieren.

Herr Müller hat sich das Ziel gesetzt sein Gewicht innerhalb eines Jahres auf 90 kg zu reduzieren.

## 2 Verhaltensanalyse

### 2.1 SORKC-Schema

SORKC steht für Situation-Organismus-Reaktion-Konsequenz-Kontingenz (Hoyer, 2020, S. 22). Es ist ein Instrument in der Verhaltensanalyse, welches von Kanfer und Saslow entwickelt wurde. Mithilfe dieses Schemas soll analysiert werden, wie beobachtetes Verhalten entsteht und wie problematisches Verhalten verändert werden kann (Hoyer, 2020, S. 132). Es soll ein möglichst ganzheitliches Bild von der Beziehung zwischen äußeren Reizen (S = ‚stimulus‘) und der entsprechenden Reaktion des Lebewesens (R =

‚reaction') anhand eines konkret beobachteten Verhaltens dargestellt werden (Hoyer, 2020, S. 22). Bei den äußeren Reizen kann es sich um konditionierte und unkonditionierte Reize handeln. Die darauffolgenden Reaktionen lassen sich in motorische, emotionale, physiologische und kognitive Reaktionen unterscheiden (Hoyer, 2020, S. 132). Eine entscheidende Größe hierfür ist die Organismusvariable (O = ‚organism'), welche sich aus körperlichen, kognitiven und affektiven Faktoren und Prozessen des beobachteten Lebewesens zusammensetzt (Hoyer, 2020, S. 22). Im SORKC-Modell gibt es daher keine festen Reaktionen auf bestimmte Reize, sondern die Reaktion ist immer vom Individuum abhängig. Die körperlichen und geistigen Eigenschaften des Organismus bestimmen nämlich erst, welche Reize überhaupt wahrgenommen werden können, und welche Reaktionen gezeigt werden können (Hoyer, 2020, S. 132). Dabei wird berücksichtigt, dass jedes Individuum sich in Bezug auf ihre Eigenschaften, Lerngeschichte, persönlichen Überzeugungen und Ziele unterscheidet. (Kanfer, 1965).

Die Konsequenzen (C = ‚consequences') sind alle Konsequenzen der Reaktion, welche Einfluss auf die Reaktion haben (Hoyer, 2020, S. 22). Dazu unterteilt man in positive und negative Verstärkung sowie direkte und indirekte Bestrafung (Hoyer, 2020, S. 132). Es werden daher Konsequenzen berücksichtigt, welche die Auftrittswahrscheinlichkeit von R erhöhen oder senken (Hoyer, 2020, S. 22).

Die Komponente K steht für Kontiguität und Kontingenz. Sie zeigt auf wie zeitnah (Kontiguität) und wie zuverlässig (Kontingenz) die Reaktion R auf die auslösenden Reize S erfolgt. Außerdem zeigt sie auf wie zeitnah und zuverlässig die Konsequenzen C auf die Reaktion R folgen (Hoyer, 2020, S. 132).

Anhand der Verhaltensanalyse können die Faktoren, die das Verhalten beeinflussen, besser sichtbar gemacht werden und daraus kann eine Strategie abgeleitet werden, um das Verhalten in die gewünschte Richtung zu lenken. Das Individuum kann so eigene Gedanken- und Verhaltensmuster in problematischen Situationen besser erkennen und Schritte einleiten, um das gewünschte Verhalten umzusetzen. Dabei kann Einfluss genommen werden auf die äußeren Reize und auf innere kognitive Prozesse.

## 2.2 Positive Verhaltensänderung

Herr Müller möchte gerne weniger ungesunde Snacks verzehren. Um dies zu tun möchte er zum einen ungesunde Snacks durch Gesunde ersetzen und außerdem Langeweile zuhause vermeiden, da er bei Langeweile stärker dazu tendiert Snacks zu verzehren. Als Motivation hat er sich das Ziel gesetzt abzunehmen, da er gesünder werden will, damit er sich noch länger um seine Mutter kümmern kann und weil sein Beruf ihm Spaß macht.

Um sein Essverhalten besser kontrollieren zu können, möchte er ungesunde Snacks an schwer erreichbaren Orten lagern, damit die Hemmschwelle höher ist, sie überhaupt zu hohlen. Er hat sich außerdem das Ziel gesetzt, dass wenn er doch einmal einen ungesunden Snack verzehrt, er nur eine kleine Menge davon nimmt. Er hat sich zudem ein Belohnungssystem ausgedacht, um positives Verhalten zu verstärken.

| S- Stimulus | Stimulus verändern |
| --- | --- |
| | z.B. Ungesunde Snacks durch Gesunde ersetzen |
| | Stimulus vermeiden |
| | z.B. Langeweile zuhause vermeiden |
| O – Organismus | Erwartung/Essgewinne |
| | z.B. Wenn ich etwas esse, bin ich beschäftigt |
| | Motivation |
| | z.B. Ich möchte weniger ‚snacken‘, damit ich leichter abnehmen kann |
| | Wille |
| | z.B. Ich habe mir vorgenommen mein Ziel zu erreichen |
| | Bewertung |
| | z.B. Ich darf hin und wieder auch Ungesundes ‚snacken‘ |
| R – Reaktion | Reaktion unterbrechen |
| | z.B. den Snack weglegen oder an einen schwer erreichbaren Ort lagern |
| | Reaktion abschwächen |
| | z.B. Nur eine kleine Portion ‚snacken‘ |
| C - Konsequenz | Positive Verhaltensänderung belohnen |
| | z.B. sich bei Erfolg etwas Kleines nicht Essensbezogenes kaufen |

Tabelle 1: SORKC-Schema anhand des Beispiels ‚Snacks reduzieren‘

## 2.3 Konsequenz

Herr Müller isst zuhause selten richtige Mahlzeiten, sondern hauptsächlich Snacks. Sein Ziel ist es durch ein gesünderes Essverhalten Gewicht zu verlieren. Dafür möchte er Snacks reduzieren und stattdessen gesündere kleine Mahlzeiten essen und ungesunde Snacks durch Gesunde ersetzen.

Wenn Herr Müller sein Ziel nicht erreicht und einen ungesunden Snack ist, kommt es zu kurzfristigen und langfristigen Konsequenzen.

Die kurzfristige Konsequenz ist, dass er sich schlecht fühlt und seine Motivation abnimmt, dass er sein Ziel erreichen kann. Die langfristige Konsequenz ist, dass er sein Gewicht nicht reduzieren kann und es sogar weiter zunehmen könnte.

Um eine Verhaltensänderung zu erzielen, ist es hilfreich sich die positiven Konsequenzen des gewünschten Verhaltens bewusst zu machen. Die langfristige Konsequenz der Verhaltensänderung, weniger und gesündere Snacks zu essen, ist die Gewichtsabnahme. Allerdings ist das ein langwieriger Prozess, der nicht sofort sichtbar ist. Daher ist es hilfreich auch kurzfristige Konsequenzen zu schaffen, um die Motivation zu steigern.

Hierfür hat Herr Müller für sich selbst festgelegt, dass er eine Strichliste führt. Einen Strich erhält er für jeden Tag, an dem er keine oder nur gesunde Snacks verzehrt hat.

Er hat dann Belohnungen festgelegt, die er sich selbst kaufen darf, wenn er eine bestimmte Anzahl an Strichen erreicht.

Hierfür hat er sich kleine Belohnungen ausgesucht, wie ein Buch oder einen Film zu kaufen, wenn er 20 Striche erreicht hat. Wenn er 50 Striche erreicht hat, darf er sich eine größere Belohnung gönnen, wie eine professionelle Massage oder einen Kinobesuch. Diese kurzfristigeren Konsequenzen steigern die Motivation und sind schneller sichtbar als die Gewichtsabnahme.

# 3 Verhaltenstraining

## 3.1 Kognitive Umstrukturierung

1. Gedankenstopp

Das eigene Essverhalten zu ändern, ist schwer und im Prozess wird es zu Rückschlägen kommen. Diese können negative Gedanken auslösen, wie beispielsweise ,Ich schaffe es nicht' oder ,Ich habe versagt'. Um diese Gedanken zu durchbrechen kann ein sogenannter

‚Gedankenstopp' eingesetzt werden. Wenn negative Gedanken kommen, sagt man laut oder im Kopf deutlich ‚Stopp', um den Gedanken zu durchbrechen.

Die Gedanken sollten dann auf etwas Positives gelenkt werden. Beispielsweise kann man an den letzten kleinen Erfolg denken, den man erzielt hat.

2. Sich mit positiven Gedanken umgeben

Um negative Gedanken zu durchbrechen oder präventiv dagegen vorzugehen, hilft es sich mit positiven Gedanken zu umgeben. Man kann beispielsweise motivierende Aussagen oder kleine Erfolge aufschreiben und in der Wohnung verteilen, so dass sie gut sichtbar sind. Das kann auch in Form eines Tagebuchs erfolgen, in dem man Erfolge notiert und die Gedanken und Gefühle aufschreibt, die man dazu hat. Dieses Tagebuch kann dann in schwierigen Situationen hervorgezogen und gelesen werden.

3. Positive Umformulierung

Es kann hilfreich sein, negative Gedanken aufzuschreiben und sie dann in eine positive Formulierung zu ändern. Beispielsweise kann ein negativer Gedanke wie ‚Ich bin ein Versager' umformuliert werden in ‚Ich habe heute einen ungesunden Snack gegessen, aber das macht mich nicht zu einem Versager'. Dadurch werden negative Gedanken entkräftet und man erhält eine bessere Perspektive für das eigene Verhalten.

## 3.2 Verstärkung des neuen Verhaltens

1. Protokoll führen

Um die Verhaltensänderung sichtbarer zu machen, können Protokolle geführt werden. Beispielsweise kann das Gewicht protokolliert werden, um das langfristige Ziel der Gewichtsabnahme zu visualisieren. Da die Gewichtsabnahme aber oft langsam voranschreitet, ist es sinnvoll auch andere Dinge zu protokollieren und nicht nur das Gewicht als Erfolg zu zählen.

Auch das Essverhalten kann protokolliert werden. Beispielsweise kann wie bereits erwähnt eine Strichliste geführt werden, um sichtbar zu machen an wie vielen Tagen man es geschafft hat, sein Ziel zu erreichen.

Um Essverhalten und Bewegung zu protokollieren, können auch Fitnessuhren oder Apps genutzt werden. Häufig haben diese auch Funktionen, mit motivierenden Benachrichtigungen.

2. Freunde und Familie mit einbeziehen

Um positives Verhalten zu verstärken kann es hilfreich sein, Freunde oder Familie mit einzubeziehen. Beispielweise kann man den Freunden berichten, wie es mit den gesetzten Zielen voran geht und welche Erfolge und Schwierigkeiten man hatte. Freunde und Familie können unterstützen und motivieren. Unter Umständen gibt es auch Freunde oder Familienmitglieder, die ähnliche Ziele verfolgen. Alternativ kann man auch Teil einer Selbsthilfegruppe werden, mit der man sich austauschen kann.

3. Belohnungen

Positives Verhalten kann durch Belohnungen verstärkt werden. Wie bereits erwähnt kann man sich für kleine und große Erfolge belohnen. Die Belohnung sollte dabei möglichst nicht im Gegensatz zu dem gesetzten Ziel stehen. Beispielsweise wäre es nicht sinnvoll sich mit einem ungesunden Snack zu belohnen, wenn das Ziel ist gesündere Snacks zu essen. Man kann sich stattdessen beispielsweise mit Büchern oder Erlebnissen wie einen Kinobesuch belohnen.

## 3.3 Rückfallprophylaxe

1. Aufklärung und Zielsetzung

Um Rückfälle zu vermeiden ist es zunächst wichtig, sich dieser überhaupt bewusst zu werden und sie zu verstehen. Daher sollte darüber aufgeklärt werden, dass Rückfälle normal sind und dazugehören. Um das Risiko eines Rückfalls zu minimieren, sollte man sich realistische Ziele setzen. Wenn die Ziele sehr hochgesteckt sind, ist es wahrscheinlicher, dass man sie nicht erreichen kann und einen Rückfall erleidet.

Ziele, die zwar Anstrengung erfordern, aber erreichbar sind, motivieren und verhindern, dass man regelmäßig Rückfälle erleidet. Es kann notwendig sein, die Ziele regelmäßig zu evaluieren und anzupassen,

2. Umgang mit Rückfällen

Rückfälle sind unvermeidlich und daher sollte man sich schon im Vorhinein Strategien überlegen, wie man mit solchen Rückfällen umgeht. Man kann sich bereits von Beginn an dafür entscheiden, bei Rückfällen nicht aufzugeben, sondern sich auf die kleinen Erfolge zu konzentrieren, die man bereits erreicht hat. Dazu kann man auch beispielsweise wie bereits erwähnt ein Tagebuch führen, um positive und negative Gefühle zu notieren.

## 3. Nachsorge

Besonders viel Erfolg bei der Rückfallprophylaxe bringt eine gute Nachsorge. Eine Lebensstiländerung braucht viel Zeit und ist nicht nach ein paar Wochen oder Monaten vorbei. Verhaltensänderungen ziehen sich über Jahre hinweg und Rückfälle können auch noch weit nach der ursprünglichen Beratung erfolgen.

Eine Nachsorge kann beispielsweise erfolgen, indem nach einem längeren Zeitraum ein Nachsorgetermin vereinbart wird. Dieser kann vor Ort oder Online stattfinden. Auch ein regelmäßiger Kontakt zwischen Patienten und Berater kann hilfreich sein um die Motivation aufrecht zu erhalten und Rückfälle zu vermeiden.

# 4 Literaturrecherche

Für die Literaturrecherche wurde das Portal ‚PubMed' und ‚Wiley Online Library' verwendet. In der Datenbank wurde als Filter ‚clinical trial' und ‚randomized controlled trial' angewandt, um Studien mit niedriger Evidenzstufe im Voraus auszuschließen. Folgende Schlüsselwörter kamen zum Einsatz: ‚weight', ‚weight reduction', ‚restrained eating', ‚restrained eating behavior', ‚restrained eating habits'. Die Schlüsselwörter wurden in unterschiedlichen Kombinationen angewandt.

Insgesamt wurden sechs Studien gefunden, die zu dem Thema passten. Drei Studien wurden wegen einer kleinen Stichprobe und/oder einer hohen ‚drop-out' Rate nicht aufgenommen.

## 4.1 Studie 1

| Titel | ‚Mindful eating' for reducing emotional eating in patients with overweight or obesity in primary care settings: A randomized controlled trial |
|---|---|
| Autor(en) | Morillo-Sarto, H., López-Del-Hoyo, Y., Pérez-Aranda, A., Modrego-Alarcón, M., Barceló-Soler, A., Borao, L., Puebla- |

| | |
|---|---|
| | Guedea, M., Demarzo, M., García-Campayo, J., Montero-Marin, J. |
| Erscheinungsjahr | 2023 |
| Fragestellung | Wirksamkeit eines Programms über ‚achtsames Essen' auf emotionales Essen bei Patienten mit Übergewicht oder Adipositas |
| Zielsetzung | Ein 7-wöchiges Interventionsprogramm soll dabei helfen emotionales Essverhalten zu reduzieren und Gewicht zu verlieren. |
| Stichprobe | - 41 Probanden in der Interventionsgruppe, davon 4 rausgefallen<br>- 35 Probanden in der Kontrollgruppe<br>- Alter 45 -75<br>- BMI über 25 |
| Untersuchungsdesign | - Multizentrische, zweiarmige, parallele, cluster-randomisierte Studie<br>- 7-wöchiges Interventionsprogramm mit zweistündigen Gruppensitzungen einmal wöchentlich<br>- Erhebung der Daten vor Beginn der Intervention, nach der Intervention und 12 Monate nach Interventionsende<br>- Erfassung des emotionalen Essverhaltens durch das ‚Dutch Eating Behavior Questionnaire' |
| Hauptergebnisse | - Interventionsgruppe zeigte signifikant niedrigere Werte im ‚emotionalen Essen' im Vergleich zur Kontrollgruppe<br>- Interventionsgruppe zeigte niedrigere Werte im ‚emotionalen Essen' im Vergleich zu vor der Intervention<br>- Es gab keine signifikanten Unterschiede bezüglich des Gewichts oder des Taillenumfangs |
| Eigene kritische Würdigung/Schlussfolgerung | Das Interventionsprogramm konnte zwar keine Erfolge bezüglich des Gewichts erzielen, hatte aber trotzdem einen po- |

| | sitiven Effekt auf das Essverhalten. Um zusätzlich einen Gewichtsverlust zu erzielen, könnte ein Ernährungs- und Bewegungsprogramm inkludiert werden. |
|---|---|

Tabelle 2: Inhalte der Studie 1

In der ersten Studie wird die Wirksamkeit eines Programms über ‚achtsames Essen' auf emotionales Essen bei Patienten mit Übergewicht oder Adipositas betrachtet. Das 7-wöchige Interventionsprogramm wird an 41 Probanden getestet, während 35 Probanden keine Intervention erhalten. Alle Probanden sind zwischen 40 und 75 Jahre alt und haben einen BMI von über 25. Bei der Studie handelt es sich um eine Multizentrische, zweiarmige, parallele, cluster-randomisierte Studie. Werte wurden zu Beginn und nach 12 Monaten gemessen. Das Essverhalten wurde durch das ‚Dutch Eating Behavior Questionnaire' erfasst.

Die Interventionsgruppe zeigte nach 12 Monaten signifikant niedrigere Werte im ‚emotionalen Essen' im Vergleich zur Kontrollgruppe und im Vergleich zu vor der Intervention. Es gab keine signifikanten Unterschiede bezüglich des Gewichts oder des Taillenumfangs.

Das Interventionsprogramm war daher nur teilweise erfolgreich. Das Essverhalten konnte zwar verbessert werden, dies hatte aber keinen Einfluss auf das Körpergewicht. Daher könnte ein Bewegungs- und Ernährungsprogramm in die Intervention inkludiert werden. Eine Stärke der Studie ist die hohe Evidenzstufe und der lange Zeitraum von 12 Monaten. Die Aussagekraft der Studie ist durch die geringe Teilnehmerzahl begrenzt. Außerdem ist das Interventionsprogramm mit den 2-stündigen Sitzungen, die nur einmal wöchentlich stattfinden in der Effektivität beschränkt. Ein intensiveres Programm könnte größere Erfolge erzielen.

## 4.2  Studie 2

| Titel | The Association between Eating Traits and Weight Change after a Lifestyle Intervention in People with Type 2 Diabetes Mellitus |
|---|---|
| Autor(en) | Koopmann, A., Ven, M., Beulens, J., Welschen, L., Elders, P., Nijpels, G., Rutters, F. |

| | |
|---|---|
| Erscheinungsjahr | 2018 |
| Fragestellung | Zusammenhang zwischen Essverhalten und Gewichtsverän-derung bei Menschen mit Diabetes Mellitus Typ 2 |
| Zielsetzung | Eine Lebensstil Intervention soll einen Einfluss auf das Ess-verhalten und eine Gewichtsreduktion ausüben |
| Stichprobe | - 76 Probanden in der Interventionsgruppe<br>- 78 Probanden in der Kontrollgruppe<br>- Insgesamt 120 Probanden beendeten die Studie er-folgreich<br>- Alter 40-75<br>- Alle mit Diabetes Mellitus Typ 2 |
| Untersuchungsdesign | - Randomisierte, kontrollierte Studie<br>- Interventionsprogramm bestehend aus drei bis sechs 30-minütigen Einzelsitzungen<br>- Essverhalten wurde erhoben durch das ,Dutch Ea-ting Behavior Questionnaire'<br>- Messungen zu Beginn und nach 6 Monaten |
| Hauptergebnisse | - Gezügeltes Essverhalten hatte keinen Einfluss auf das Körpergewicht<br>- Misserfolg bei gezügeltem Essverhalten führte zu ei-ner Zunahme des Gewichts |
| Eigene kritische Würdi-gung/Schlussfolgerung | Die Studie erfolgte über einen recht kurzen Zeitraum, wes-wegen langfristige Effekte nicht in den Ergebnissen wider-gespiegelt werden. Außerdem wurden nur wenige Parameter gemessen. Um die Studie aussagekräftiger zu gestalten, soll-ten daher mehr Parameter mit einbezogen werden, wie Blut-werte oder das Essverhalten nach der Intervention. |

Tabelle 3: Inhalte der Studie 2

In der zweiten Studie soll der Zusammenhang zwischen Essverhalten und Gewichtsver-änderung bei Menschen mit Diabetes Mellitus Typ 2 untersucht werden.

Das Interventionsprogramm umfasst drei bis sechs 30-minütige Einzelsitzungen. 76 Pro-banden wurden der Interventionsgruppe zugeteilt, während 78 Probanden keine Interven-tion erhielten. Alle Probanden waren zwischen 40 und 75 Jahre alt und hatten Diabetes

Mellitus Typ 2. Bei der Studie handelt es sich um eine randomisierte, kontrollierte Studie. Messungen wurden zu Beginn und nach 6 Monaten durchgeführt. Das Essverhalten wurde ebenfalls durch das ‚Dutch Eating Behavior Questionnaire' erhoben.

Gezügeltes Essverhalten hatte nach sechs Monaten keinen Einfluss auf das Körpergewicht. Misserfolg bei gezügeltem Essverhalten führte zu einer Zunahme des Gewichts. Daraus kann abgeleitet werden, dass gezügeltes Essverhalten zumindest eine Gewichtszunahme verhindern kann.

Die Studie erfolgte über einen recht kurzen Zeitraum, weswegen langfristige Effekte nicht in den Ergebnissen widergespiegelt werden. Um die Studie aussagekräftiger zu gestalten, sollte diese einen längeren Zeitraum abdecken. Außerdem sollten noch mehr Parameter mit einbezogen werden, wie Blutwerte oder das Essverhalten nach der Intervention.

## 4.3  Studie 3

| Titel | Eating behaviors and weight loss outcomes in a 12-month randomized trial of diet and/or exercise intervention in postmenopausal women |
|---|---|
| Autor(en) | Mason, C., de Dieu Tapsoba, J., Duggan, C., Wang, C.-Y., Alfano, C., McTiernan, A. |
| Erscheinungsjahr | 2019 |
| Fragestellung | Einfluss von Sport- und Ernährungsinterventionen auf das Essverhalten und die Gewichtsreduktion bei Frauen nach der Menopause |
| Zielsetzung | Durch Sport- und Ernährungsintervention soll das Essverhalten verbessert und das Gewicht reduziert werden |
| Stichprobe | - 118 Teilnehmer in der Interventionsgruppe ‚Ernährung'<br>- 117 Teilnehmer in der Interventionsgruppe ‚Bewegung'<br>- 117 Teilnehmer in der Interventionsgruppe ‚Bewegung und Ernährung'<br>- 87 Teilnehmer in der Kontrollgruppe<br>- Insgesamt 39 Teilnehmer beendeten die Studie nicht<br>- Frauen nach der Menopause |

| | |
|---|---|
| | - Alter 50-75 |
| | - BMI $\geq$ 25 |
| | - $<$ 100 min. Woche moderate Bewegung |
| | - Keine Hormontherapie |
| | - Keine Vorgeschichte mit Essstörungen |
| | - Nichtraucher |
| | - Keine Vorerkrankungen wie Brustkrebs, Herzkrankheit, Diabetes Mellitus etc. |
| Untersuchungsdesign | - Randomisierte kontrollierte Studie |
| | - Interventionsprogramme zu den Themen Gewichtsreduktion, Verhaltensänderung, Ernährung und Bewegung |
| | - Interventionsprogramme umfassten Einzel- und Gruppensitzungen |
| | - Messungen zu Beginn und nach 12 Monaten |
| | - Gewicht, Ernährungsverhalten und Bewegung wurden wöchentlich dokumentiert |
| Hauptergebnisse | - Gezügeltes Essverhalten steht in Zusammenhang mit Gewichtsverlust, Hüftumfang und Körperfettmasse |
| | - Das Interventionsprogramm ‚Ernährung' und ‚Ernährung und Bewegung' hatten einen positiven Einfluss auf das Essverhalten und haben gezügeltes Essverhalten gefördert |
| Eigene kritische Würdigung/Schlussfolgerung | Die Studie umfasst eine große Stichprobe und hat ein ausgeprägtes Interventionsprogramm. Die Studie bezieht sich allerdings nur auf Frauen in der Menopause und kann daher nicht auf die allgemeine Bevölkerung bezogen werden. Die Ergebnisse können dennoch einen Hinweis darauf bieten, dass gezügeltes Essverhalten die Gewichtsreduktion begünstigen kann. |

Tabelle 4: Inhalte der Studie 3

In der dritten Studie soll der Einfluss von Sport- und Ernährungsinterventionen auf das Essverhalten und die Gewichtsreduktion bei Frauen nach der Menopause untersucht werden.

Es wurde in drei verschiedene Interventionsgruppen unterteilt. 118 Teilnehmer wurden der Interventionsgruppe ‚Ernährung' zugeteilt, 117 Teilnehmer der Interventionsgruppe ‚Bewegung', 117 Teilnehmer der Interventionsgruppe ‚Bewegung und Ernährung' und 87 Teilnehmer erhielten keine Intervention.

Alle Teilnehmer waren Frauen in der Menopause im Alter zwischen 50 und 75, hatten einen BMI $\geq$ 25 und hatten sich in den letzten 3 Monaten nicht einer Hormontherapie unterzogen. Sie hatten keine Vorgeschichte mit Essstörungen, keine sonstigen Vorerkrankungen und betrieben weniger als 100 min. moderate Bewegung pro Woche.

Bei der Studie handelt es sich um eine randomisierte kontrollierte Studie. Die Interventionsprogramme enthielten Einzel- und Gruppensitzungen zu den Themen Gewichtsreduktion, Verhaltensänderungen, Ernährung und Bewegung. Messungen wurden zu Beginn und nach 12 Monaten durchgeführt. Das Gewicht, das Ernährungsverhalten und Bewegung wurden wöchentlich dokumentiert.

Die Studie konnte zeigen, dass gezügeltes Essverhalten in Zusammenhang mit Gewichtsverlust, Reduktion des Hüftumfangs und der Körperfettmasse bei Frauen in der Menopause steht.

Das Interventionsprogramm ‚Ernährung' und ‚Ernährung und Bewegung' hatten einen positiven Einfluss auf das Essverhalten und haben gezügeltes Essverhalten gefördert.

Die Studie umfasst eine große Stichprobe und hat ein ausgeprägtes Interventionsprogramm. Sie bezieht sich allerdings nur auf Frauen in der Menopause und kann daher nicht auf die allgemeine Bevölkerung bezogen werden. Die Ergebnisse können dennoch einen Hinweis darauf geben, dass gezügeltes Essverhalten die Gewichtsreduktion begünstigen kann.

Die Studie hat ein intensives Interventionsprogramm, eine große Stichprobe und einen langen Zeitraum und ist daher für die ausgewählte Zielgruppe aussagekräftig.

# 5   Literaturverzeichnis

Deutsche Adipositas Gesellschaft. (o.D.). *Definition von Übergewicht und Adipositas.* Zugriff am 20.02.2024. Verfügbar unter: https://adipositas-gesellschaft.de/ueber-adipositas/definition-von-adipositas/

Hoyer, J., Knappe, S. (2020). *Klinische Psychologie & Psychotherapie* (3. aktualisierte und erweiterte Auflage). Berlin: Springer-Verlag.

Kanfer, F. H., Saslow, G. (1965). *Behavioral Analysis: An Alternative to Diagnostic Classification.* Archives of General Psychiatry. 12(6):529-538.

Koopmann, A., Ven, M., Beulens, J., Et al. (2018). *The Association between Eating Traits and Weight Change after a Lifestyle Intervention in People with Type 2 Diabetes Mellitus.* Journal of Diabetes Research.

Mason, C., de Dieu Tapsoba, J., Duggan, C., Et al. (2019). *Eating behaviors and weight loss outcomes in a 12-month randomized trial of diet and/or exercise intervention in postmenopausal women.* International Journal of Behavioral Nutrition and Physical Activity. 16:113.

Morillo-Sarto, H., López-Del-Hoyo, Y., Pérez-Aranda, A., Et al. (2023). *'Mindful eating' for reducing emotional eating in patients with overweight or obesity in primary care settings: A randomized controlled trial.* European Eating Disorders Review. 31(2):303-319.

# 6   Tabellenverzeichnis